BEI GRIN MACHT SICH IHR WISSEN BEZAHLT

AF167163

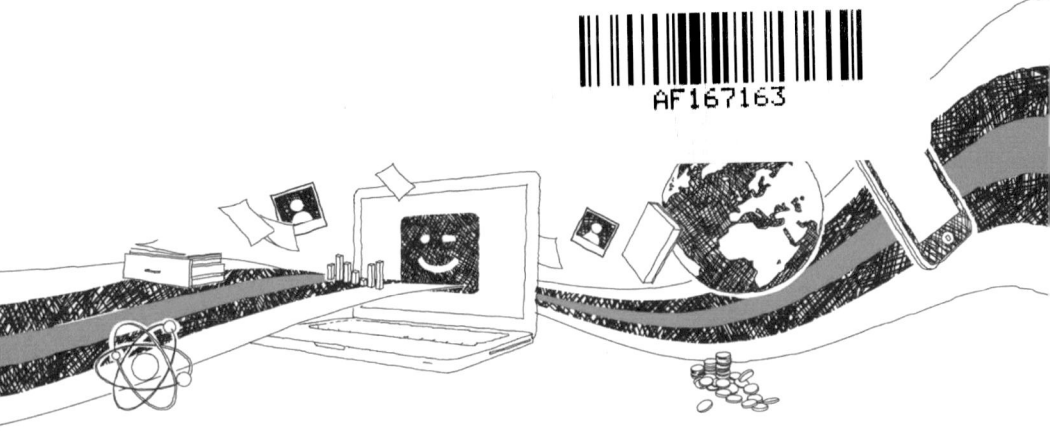

- Wir veröffentlichen Ihre Hausarbeit,
  Bachelor- und Masterarbeit

- Ihr eigenes eBook und Buch -
  weltweit in allen wichtigen Shops

- Verdienen Sie an jedem Verkauf

Jetzt bei www.GRIN.com hochladen und kostenlos publizieren

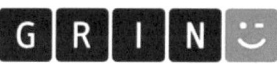

Die Unterstützung der Therapie depressiver Patienten durch ihre Familienangehörigen

Michael Werner

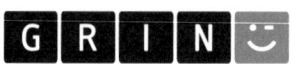

Bibliografische Information der Deutschen Nationalbibliothek:

Die Deutsche Nationalbibliothek verzeichnet diese Publikation in der Deutschen Nationalbibliografie; detaillierte bibliografische Daten sind im Internet über http://dnb.d-nb.de abrufbar.

ISBN: 9783346710017
Dieses Buch ist auch als E-Book erhältlich.

© GRIN Publishing GmbH
Nymphenburger Straße 86
80636 München

Druck und Bindung: Books on Demand GmbH, Norderstedt Germany
Gedruckt auf säurefreiem Papier aus verantwortungsvollen Quellen

Das Buch bei GRIN: https://www.grin.com/document/1268671

Inhaltsverzeichnis

1 Einleitung

Rund 350 Millionen Menschen leiden weltweit an einer Depression. Neben massiven Beeinträchtigungen der Familien, Problemen in der Schule und am Arbeitsplatz sind Depressionen die Ursache für schätzungsweise eine Million Todesfälle durch Suizide jedes Jahr. Laut Prognosen nehmen Depressionen und andere psychische Störungen auch weiterhin zu (vgl. World Health Organization, 2012, S. 1). Im Vergleich dazu leiden in Deutschland im Zeitraum von einem Jahr 12 % der Allgemeinbevölkerung und damit fast sechs Millionen Menschen unter einer depressiven Störung. Die Zahl der Menschen in Deutschland, die eines Tages im Verlauf ihres Lebens an einer Depression erkranken ist mit 19 % noch höher anzusetzen (vgl. Wittchen, Jacobi, Klose, & Ryl, 2010, S. 19). Bei den über 65-Jährigen Menschen stellt die Depression die häufigste psychische Erkrankung dar, mit einer Erkrankungshäufigkeit von mindestens 10% (vgl. Möller, Laux, Deister, & Braun-Scharm, 2009, S. 81). Die ökonomischen und politischen Auswirkungen auf unser Gesundheitssystem sind als entsprechend hoch einzuschätzen (vgl. Wittchen et al., 2010, S. 7).

1.1 Problembeschreibung

Die Einführung der Psychopharmaka führte ab den fünfziger Jahren des letzten Jahrhunderts zu einem massiven Wandel in der Therapie psychisch Kranker. Da dadurch ein Verbleib in den Kliniken und sonstigen psychiatrischen Einrichtungen oft nicht mehr notwendig war, übernahmen die Familien der Erkrankten einen Großteil der Betreuung. Das Erkennen der daraus entstehenden neuen Belastungen für die Familien setzte jedoch erst mit deutlicher Verzögerung ein (vgl. Bruns, 1998, S. 13). Die Zunehmende Not der Familien führte in der Folge zu einer Organisierung in Gruppen und Interessenverbänden. Die ersten Selbsthilfeorganisationen für Angehörige psychisch Kranker bildeten sich in den sechziger Jahren in Frankreich und Anfang der siebziger Jahre in Großbritannien. (vgl. Bruns, 1998, S. 14).

3

Parallel dazu verlief die Entwicklung der Angehörigenbewegung in Deutschland eher verzögert. Im Jahre 1982 fand das erste „Bundestreffen der Angehörigen psychisch Kranker statt" und 1985 wurde der „Bundesverband der Angehörigen psychisch Kranker" in Bonn gegründet. Damit wurde der Dialog zwischen Angehörigen und professionellen Mitarbeitern auch auf politischer Ebene registriert (vgl. Wolfersdorf, 1997, S. 35). Diese Veränderungen erfolgten dabei unter erschwerten Bedingungen. Zuerst wurden die Angehörigen von den professionell Helfenden als Konkurrenz wahrgenommen. Erst durch unterschiedliche Einflüsse änderte sich dieses Konkurrenzdenken langsam. Besonders das Konzept der „Expressed Emotions" zeigte die wertvollen positiven Effekte auf, die die Angehörigen zur Therapie der Erkrankten beitragen können (vgl. Bruns, 1998, S. 15). (Siehe Kap. 4).

In den vergangenen Jahrzehnten haben sich nun unterschiedliche Ansätze der Angehörigenarbeit entwickelt, die sich direkt an die Angehörigen wenden, oder die einzelne Angehörige und auch ganze Familien in die Therapie der psychisch Kranken mit integrieren (vgl. Rössler & Lauber, 2004, S. 425). Diese Entwicklungen verdeutlichen, dass sich der Fokus der Forschung vermehrt auf den Einfluss und die Bedeutung richtet, den Angehörige auf den Krankheitsverlauf von psychisch Kranken im Allgemeinen, und auf an Depressionen Erkrankte im Speziellen haben. In dieser Seminararbeit soll nun dargestellt werden, wie die Familienangehörigen die Therapie depressiver Patienten unterstützen können.

1.2 Frage

Wie können Familienangehörige die Therapie depressiver Patienten unterstützen?

1.3 Ziel

Es soll untersucht werden wie Familienangehörige die Therapie depressiver Patienten unterstützen können.

4

2 Klärung der Begriffe Therapie und Depression

Zuerst werden die beiden für diese Seminararbeit grundlegenden Begriffe Therapie und Depression genauer erläutert.

Als Therapeuten gelten viele verschiedene Berufsgruppen. Neben Ärzten und Psychologen auch Ergotherapeuten, Pflegende und viele mehr. Das Wort Therapie kommt aus dem Griechischen und bedeutet übersetzt Heilung und Pflege. Die Therapie umfasst dabei Verfahren oder Maßnahmen, die zur Linderung von Symptomen oder zur Heilung geeignet sind. Zu diesen Verfahren zählen zum Beispiel die Pharmakotherapie, Psychotherapie oder auch Physiotherapie und chirurgische Eingriffe (vgl. Pschyrembel, Willibald, Prof. Dr. Dr., 2014, S. 2102). Die folgenden Speziellen Therapieformen werden aufgrund ihrer Relevanz für die vorliegende Arbeit genannt:

- Die Pharmakotherapie beinhaltet die Verabreichung von Stoffen, die in die Regulation zentralnervöser Funktionen eingreifen und damit seelische Vorgänge verändern (vgl. Möller et al., 2009, S. 471).
- Psychotherapie bedeutet, Menschen mit psychischen und psychosomatischen Störungen durch gezielten Einsatz von psychologischen Techniken unter bewusster Nutzung der Therapeut/Patient Beziehung zu behandeln (vgl. Möller et al., 2009, S. 511).
- Ein Soziotherapeutischer Ansatz beinhaltet hauptsächlich die therapeutische Beeinflussung psychischer Krankheiten im sozialen Umfeld (vgl. Rössler & Lauber, 2004, S. 25). Dabei schließt die Soziotherapie zum Beispiel aufsuchende Kontakte sowie informierende und motivierende Gespräche mit ein. Ebenso Maßnahmen zur Kriseninterventionen und Unterstützung im alltäglichen Umgang mit dem sozialen Umfeld. Teilweise überschneiden sich diese Aufgaben mit der ambulanten psychiatrischen Pflege. Als Soziotherapeuten gelten unter anderem Diplom-Sozialarbeiter und Fachpflegekräfte (vgl. Sauter, Abderhalden, & al., 2011, S. 198).
- Im Vergleich dazu sieht die Pflegetheoretikerin Hildegard Peplau die Pflege als signifikanten, therapeutischen, interpersonalen Prozess (vgl. Peplau, 1995, S. 39).

Der Begriff Depression (lat. deprimere, depressus, niederdrücken, herabziehen), auch affektive Störung genannt, bezeichnet eine Gruppe von psychischen Erkrankungen, die insbesondere durch gedrückte Stimmung, Interessenverlust, Antriebslosigkeit und verminderte Leistungsfähigkeit gekennzeichnet sind. Die Einteilung erfolgt in drei Schritten:

- Nach Phänomenologie, das heißt unipolar (ohne Episoden von Manie) oder bipolar (mit manischen Episoden).
- Nach Verlauf, das heißt einmalig, rezidivierend (wiederauftretend), saisonal oder chronisch.
- Nach Schweregrad (ICD-10), das heißt leicht, mittelgradig oder schwer (mit oder ohne psychotische Symptome) (vgl. Pschyrembel, Willibald, Prof. Dr. Dr., 2014, S. 460).

Depressionen entstehen stets multifaktoriell, das bedeutet biologische (zum Beispiel genetische Veranlagungen), psychische (zum Beispiel kognitive Einschränkungen) und soziale (zum Beispiel Arbeitslosigkeit, Probleme in der Partnerschaft) Faktoren wirken dabei zusammen (vgl. Wittchen et al., 2010, S. 14).

3 Methodik

Es wurde eine umfangreiche Literaturrecherche durchgeführt durch Eingabe der Schlagwörter: „Therapie", „depressiver Patient", und „Unterstützung durch Angehörige".

Zuerst erfolgte die Suche in WorldCat, im GBV und PUBmed. Die Suche ergab 208 Treffer, davon wurden 17 als relevant eingestuft.

Anschließend erfolgte eine Suche in Google Scholar. Die Suche wurde auf den Zeitraum 2000 bis 2015 eingegrenzt sowie nur Seiten in deutscher Sprache ausgewählt. Ebenso sollte nach der Relevanz geordnet werden.

Die Suche ergab 8520 Treffer. Es wurden die ersten fünfzig Seiten gesichtet und dabei fünf Quellen als relevant eingestuft.

Als nächstes wurde im Journal of Publik Health gesucht. Es ergaben sich 181 Treffer. Nach Sichtung wurden drei Quellen als relevant eingestuft.

Nach Vergleich des bisher gefunden Materials wurde noch speziell nach Literatur zu den Begriffen „Soziotherapie" und „Angehörigenarbeit in der Psychiatrischen Pflege" gesucht. Die Suche ergab acht relevante Treffer.

Nach zwischenzeitlichem Vergleich der gefundenen Literatur wurden achtzehn Quellen als relevant ausgewählt.

Mit Fortschreiten der Arbeit wurden noch Fachbücher zur Definition der Begriffe „Depression" und „Therapie" sowie der aktuelle Gesundheitsbericht der Bundesregierung und der WHO zum Thema Depression hinzugenommen.

Nach Hinweisen in bisher gefundener Literatur wurde noch eine Suche auf Google Books durchgeführt. Dabei wurde eine zusätzliche Quelle als relevant eingestuft.

Es fanden letztendlich siebzehn Quellen in der vorliegenden Seminararbeit Verwendung.

4 Situation Depressiver Patienten und ihrer Familienangehörigen

Nach einer, für lange Zeit schwierigen Situation, gelten inzwischen Familienangehörige als wichtige Co-Therapeuten, die einen beachtlichen Beitrag zur Therapie der Patienten leisten (vgl. Rössler & Lauber, 2004, S. 424). Das Bild der Familie hat sich dabei in den letzten Jahrzehnten deutlich gewandelt. Heute gibt es eine Vielzahl von Lebensgemeinschaften die nicht immer unter einem Dach leben, oder den gleichen Namen tragen müssen. Die Familie beinhaltet dabei Kinder, Großeltern, weitschichtige Verwandte, auch gute Freunde und viele mehr. (vgl. Sauter et al., 2011, S. 553). Nach aktuellen Untersuchungen werden inzwischen 40% aller psychisch Kranken und behinderten Menschen von ihren Familien betreut, im gerontopsychiatrischen Setting sogar 80% (vgl. Sauter et al., 2011, S. 559). Doch obwohl vom Ausbau der Psychiatrischen Institutsambulanzen die ambulante, wohnortnahe Versorgung profitieren konnte (vgl. Falkai, 2013, S. 168), ist die flächendeckende ambulante Versorgung psychisch Kranker und ihrer Familienangehörigen deutlich weniger entwickelt (vgl. Milles, 2007, S. 1–2).

Durch diese zunehmende Verlagerung der psychiatrischen Therapie aus den Kliniken in teilstationäre und ambulante Einrichtungen erhöht sich zugleich die alltägli-
che Belastung der Angehörigen der psychisch Kranken (vgl. Möller et al., 2009,
S. 557). Auf diese Belastungen reagieren die Familienangehörigen ganz unter-
schiedlich. Einige Angehörige ziehen sich von ihren kranken Familienmitgliedern
zurück. Sie verstehen nicht, warum der Depressive nicht auf ihren liebevollen Bei-
stand reagiert. Andere Angehörige reagieren mit Überfürsorge und behindern damit
die Entwicklung von Eigenverantwortlichkeit und Autonomie des depressiv Kranken
(vgl. Wolfersdorf, 1995, S. 125). Dabei wurde durch die „Expressed Emotion"-For-
schung der große Einfluss dieser Faktoren auf den Krankheitsverlauf aufgezeigt.
Überbehütung und negative Emotionen zwischen Angehörigen und Betroffenen haben für Letztere nachteilige Konsequenzen. Besonders eine Verschlechterung der
Psychopathologie und vermehrte Rückfälle sind zu erwarten (vgl. Rössler & Lauber,
2004, S. 3).

Um die Angehörigen von zu hoher emotionaler Belastung, Schuldgefühlen und
übertriebenem Verantwortungsgefühl zu entlasten, werden inzwischen psychoedukative Interventionen angeboten (vgl. Schaub & Frank, 2010, S. 866). Bei diesen
Interventionen werden psychotherapeutische Elemente ("psycho") mit Informations-
elementen ("education") verknüpft (vgl. Rössler & Lauber, 2004, S. 392). Psychoedukation ist sowohl in Form von reinen Angehörigengruppen als auch in Form eines bifokalen (Einbezug von Angehörigen und Patienten gleichermaßen) Ansatzes
wirksam (vgl. Falkai, 2013, S. 98–99).

Angehörige von psychisch kranken Menschen sind auf vielerlei Arten belastet. Sie
sind zugleich aber eine wichtige Ressource bei der Therapie depressiver Patienten
und haben dabei eine wertvolle stabilisierende Funktion (vgl. Falkai, 2013, S. 22).
Wie genau die Angehörigen die Therapie unterstützen können wird im folgenden
Abschnitt beschrieben.

4.1 Behandlungsmöglichkeiten unter Einbeziehung der Familienangehörigen

Je länger die Depression andauert, umso mehr verausgaben sich die Angehörigen und die depressiv Kranken. Es stellt sich schließlich die Frage nach Hilfe und Unterstützung von außerhalb der Familie. Dies kann für den Erkrankten schlussendlich auch einen stationären oder teilstationären Klinikaufenthalt bedeuten (vgl. Giger-Bütler, 2014, S. 133). Dem Wunsch der Verantwortlichen im Gesundheitswesen entsprechend sind heutige Klinikbehandlungen eher kurzfristige Kriseninterventionen. Eine langeandauernde Behandlung soll dabei vermieden werden (vgl. Sauter et al., 2011, S. 555).

Die Therapie von psychischen Erkrankungen, und damit auch von Depressionen, basiert auf den drei Säulen Psychotherapie, Pharmakotherapie und Soziotherapie (Möller et al., 2009, S. 548). Die Patienten werden dabei je nach Ausprägung der Erkrankung in einem stationären, teilstationären oder ambulanten Setting versorgt. Dies geschieht mittels psychiatrisch-psychotherapeutischer, pflegerischer sowie anderer therapeutischer Eingriffe (vgl. Falkai, 2013, S. 160).

Durch Depressionsstationen können heute mögliche Maßnahmen in der Depressionsbehandlung zusammengefasst werden. Dabei werden auf diesen Spezialstationen alle Ebenen der Behandlung abgedeckt. Unter anderem auch die pflegerische Beziehungsarbeit, das psychotherapeutische Angebot mit Einzel- und Gruppentherapien, sowie Ergo-, Musik-, Sport- und Bewegungstherapien. Auch Schlafentzug und Lichttherapie, sozialtherapeutische Maßnahmen sowie Angehörigenarbeit wird ermöglicht (vgl. Wolfersdorf, 1995, S. 134).

Am Beginn jeder Behandlung steht die umfangreiche Aufklärung von Patienten und ihrer Angehörigen über ihre Erkrankung, einschließlich aller damit verbundenen Aspekte. Dies soll die Patienten und deren Angehörige befähigen, sich tatkräftig an der Bewältigung der Erkrankung und ihrer Folgen zu beteiligen (vgl. Falkai, 2013, S. 163). Weitere Gesprächsangebote sollten an Patienten und Angehörige während der gesamten Behandlung erfolgen (vgl. Rössler & Lauber, 2004, S. 433). Dabei sind die Aussagen und Beobachtungen von Angehörigen besonders auf eine mögliche Suizidgefährdung des depressiven Familienmitgliedes hin sehr ernst zu nehmen (vgl. Wolfersdorf, 1995, S. 139). Vom Setting unabhängig kann es sinnvoll sein wenn die Angehörigen auf die Einhaltung der Therapien achten, z.B. Medikamenteneinnahme oder die Teilnahme an tagesstrukturierenden Maßnahmen (vgl. Wolfersdorf, 1995, S. 125).

Wie in Abschnitt vier beschrieben ist die Informationsvermittlung über alle Aspekte der Erkrankung an Patienten und ihre Familienangehörigen ein wichtiger Teil der Therapie. In Erfahrungsberichten und Studien konnte gezeigt werden, dass psychoedukative Angehörigengruppen oder Familienseminare bei Angehörigen depressiv Erkrankter große Zustimmung erzielen und als informativ und gleichzeitig hilfreich eingeschätzt werden (vgl. Rössler & Lauber, 2004, S. 437). Genauso konnte eine Normalisierung der „Expressed Emotions" durch psychoedukative Interventionen nachgewiesen werden (vgl. Rössler & Lauber, 2004, S. 393). Neben den Informationsangeboten in Kliniken haben Angehörige die Möglichkeit sich durch Fachliteratur zu informieren und Hilfsangebote von Angehörigengruppen im Internet wahrzunehmen. Beispielsweise auf den Seiten www.kompetenznetz-depression.de; www.buendnis-depression.de; www.deutsche-depressionshilfe.de (vgl. Niklewski & Riecke-Niklewski, 2010, S. 281).

Eine depressive Erkrankung bedeutet für die Betroffenen unter anderem Überlastung, Erschöpfung, Stress und Traurigkeit. Dabei gilt das Gleiche für ihre Familienangehörigen. Auch sie erschöpfen sich immer mehr, sind zunehmend gestresst und laufen Gefahr, ihre eigenen Grenzen zu überschreiten und sich immer weiter zu überfordern (vgl. Giger-Bütler, 2014, S. 16). Daher ist es anzuraten, dass die gesunden Familienangehörigen in Angehörigengruppen oder auch im Gespräch mit einem Therapeuten oder Freunden einen Weg zur Entlastung finden (vgl. Wolfersdorf, 1995, S. 121), um Kräfte und Ressourcen zu pflegen und zu erhalten.

Schließlich lässt sich sagen: Die Einbeziehung von Angehörigen depressiv Kranker und die Zusammenarbeit mit den entsprechenden Angehörigengruppierungen wird heute in der Depressionsbehandlung als unerlässlich erachtet (vgl. Wolfersdorf, 1995, S. 125–126).

4.2 Angehörigenarbeit durch psychiatrisch Pflegende

Um die Zusammenarbeit von Angehörigen psychisch Kranker und professionell Helfenden genauer einschätzen zu können, wird dies am Beispiel psychiatrisch Pflegender näher beleuchtet.

Der Beziehungsaufbau zu Patienten im Rahmen der Behandlung, bedeutet gleichzeitig auch immer einen Beziehungsaufbau zu ihren Angehörigen (vgl. Sauter et al., 2011, S. 554). Dieser Grundsatz begleitet psychiatrisch Pflegende im stationären, teilstationären und ambulanten Setting. Die Angehörigenarbeit psychiatrisch Pflegender lässt sich dabei an ihrer Tätigkeit im häuslichen Umfeld zeigen, die eines ihrer originären Arbeitsfelder darstellt (vgl. Falkai, 2013, S. 183).

In diesem Zusammenhang weist das Konzept der „Family Health Nurse" der WHO den Pflegenden unter anderem die Rolle der Informanten und Berater in Bezug auf eine gesunde Lebensweise und der Ermittler des Gesundheitszustandes und der Bedürfnisse von Einzelpersonen und Familien zu (vgl. Sauter et al., 2011, S. 566).

In der ambulanten psychiatrischen Pflege begegnen sich dabei Pflegende und Angehörige direkt im häuslichen Umfeld der erkrankten Menschen (vgl. Sauter et al., 2011, S. 555). Im Rahmen von Hausbesuchen werden konkrete Probleme des familiären Zusammenlebens bearbeitet (vgl. Rössler & Lauber, 2004, S. 323) und Angehörige dabei im Setzen von Grenzen, in der Wahrnehmung eigener Bedürfnisse und in der Reflektion des eigenen Verhaltens angeleitet und verstärkt (vgl. Schädle-Deininger, 2010, S. 252). Diese an der sozialen Umgebung des Menschen mit einer psychischen Störung orientierte Therapie überschneidet sich wie in Abschnitt zwei beschrieben mit der Soziotherapie (vgl. Möller et al., 2009, S. 548). Die in den Abschnitten vier und vier-eins beschriebenen psychoedukativen Interventionen erfolgen dabei ambulant in einem familiären Rahmen.

Wichtig für Angehörige und professionell Pflegende ist, dass der Umgang mit psychisch kranken Menschen einerseits ein hohes Maß an Geduld, Motivation und Einfühlungsvermögen erfordert. Anderseits ist es ebenso wichtig, eine gewisse innere Distanz zum Erkrankten zu wahren, durch die verhindert wird, dass Angehörige und professionell Pflegende sich zum Beispiel in depressives Geschehen hineinziehen lassen (vgl. Schädle-Deininger, 2010, S. 84). Dabei ist die Akzeptanz der Vielfalt familiärer Gegebenheiten, mit ihrer jeweils eigenen Wichtigkeit für das einzelne Familienmitglied, ein entscheidender Punkt in der Angehörigenarbeit (vgl. Schädle-Deininger, 2010, S. 83).

4.3 Mögliche Probleme zwischen Familienangehörigen und professionell Helfenden

Wie in den vorangegangenen Abschnitten gezeigt, treten Angehörige auf vielfältige Weise in Kontakt mit den professionell helfenden Berufsgruppen. Nun sollen mögliche Probleme an der Schnittstelle Angehörige/ Professionell Helfende aufgedeckt werden.

Allgemein nehmen Familienangehörige die Informations- und Beratungsangebote an den psychiatrischen Kliniken als kaum ausreichend wahr. (vgl. Rössler & Lauber, 2004, p. 426). Dazu die Ergebnisse zweier Untersuchungen:

In einer veröffentlichten Befragung von Mitgliedern einer Österreichischen Angehörigenselbsthilfevereinigung zur Zufriedenheit mit den in Psychiatrischen Kliniken tätigen Professionen bekamen die psychiatrischen Hauptberufe Ärzte, Psychologen und Pflegende die schlechtesten Beurteilungen. Grund war vor allem die als ungenügend erlebte Weitergabe von Informationen an die Angehörigen. 93% der Befragten wünschten sich bessere Informationen über das Krankheitsbild und die Behandlungsmöglichkeiten (vgl. Wolfersdorf, 1997, p. 40).

Dieses Ergebnis wird auch durch eine Befragung der Mitglieder des „Bundesverbandes der Angehörigen psychisch Kranker e.V. „ bestätigt. Dort benannten die Angehörigen den Mangel an Information als Hauptproblem in der Zusammenarbeit mit den Professionell Helfenden (vgl. Rössler & Lauber, 2004, p. 426).

Als einer der Hauptgründe dieses Mangels an psychoedukativen Interventionen kann das Fehlen qualifizierter Moderatoren ausgemacht werden. Aktuell wird die Durchführung der Psychoedukation mehrheitlich von Ärzten und Psychologen bestritten, wohingegen andere Berufsgruppen, z.B. psychiatrisch Pflegende deutlich weniger eingebunden sind (vgl. Sauter et al., 2011, S. 533).

Fehlende Anerkennung der geleisteten Unterstützung der Angehörigen für die Erkrankten kann ebenfalls zu Problemen führen. Im Rahmen der Fremdanamnese werden Angehörige sowohl im stationären als auch im ambulanten Setting vor allem als eine wichtige Informationsquelle genutzt. Sie werden nicht als diejenigen gesehen, die mit dem psychisch erkrankten Menschen einen langen Weg hinter sich gebracht haben und die bis zu diesem Zeitpunkt erhebliche Mühen und Nöte auf sich genommen haben um den Erkrankten zu unterstützen (vgl. Schädle-Deininger, 2010, S. 82).

Auch Behandlungsdefizite können während der laufenden Therapie auftreten. Die depressiven Störungen zählen zu den Erkrankungen, für die in allen Bereichen der Prävention, Früherkennung, Therapie und Rehabilitation ausgeprägte Mängel festzustellen sind (vgl. Wittchen et al., 2010, p. 18).

Die Bearbeitung von persönlichen Problemen kann depressiven Patienten schwer fallen. Wenn solche Schwierigkeiten während der Therapie der depressiven Patienten auftreten, befinden sich Angehörige dadurch oft in einer Zwickmühle zwischen ihrem betroffenen Familienmitglied und den professionellen Helfern (vgl. Schädle-Deininger, 2010, S. 83).

Dörner, Egetmeyer und Koenning fassen die Probleme die Familienangehörige im Kontakt mit der Psychiatrie hatten und auch weiterhin haben zusammen: *"Die Familie ist der Ort der Entstehung psychischer Störungen, aber bei Gott nicht ihre Ursache und daher auch nicht der Anlass für Schuldzuschreibung. Es ist die Tragik oder auch die Schuld der Psychiatrie, dies immer wieder verwechselt zu haben"* (Dörner, Egetmeyer, & Koenning, 2014, S. 66).

5 Diskussion und Zusammenfassung

Die Frage, wie Familienangehörige die Therapie depressiver Patienten unterstützen können, konnte in dieser Seminararbeit ausreichend beantwortet werden.

Im Bereich der sozialen Integration, vor allem der Integration in das Familienleben, können Angehörige die Therapie in den verschiedenen Krankheitsphasen relevant beeinflussen. Auch die positive und zugleich ausbalancierte emotionale Zuwendung stärkt die Krankheitsbewältigung der Patienten und schützt sie damit zum Beispiel besser vor Rückfällen.

Als bedeutende Möglichkeit zur Unterstützung der Therapie Depressiver konnte die Informationsvermittlung im Rahmen psychoedukativer Interventionen ausgemacht werden. Je umfassender der Informationsstand der Angehörigen über die Erkrankung, desto positiver die Auswirkungen auf den Krankheitsverlauf der depressiven Patienten. Die Angehörigen haben zusätzlich auch die Möglichkeit sich anhand von Literatur und anhand von Internetauftritten verschiedener Selbsthilfegruppen zu informieren.

Spezielle Aspekte der Angehörigenarbeit wurden anhand der Tätigkeit psychiatrisch Pflegender genauer dargestellt. Es wurde klar, dass Pflegende besonders im ambulanten Setting einen soziotherapeutischen Ansatz verfolgen und dabei in sehr engem Kontakt zu den Familienangehörigen der Patienten stehen. Unterschiedliche Berufsgruppen setzen in der Therapie oft auch unterschiedliche Schwerpunkte.

Es konnte festgestellt werden, dass der Informationsbedarf der Angehörigen bereits von Beginn der Behandlung an oft nicht ausreichend berücksichtigt wird. Der bestehende Mangel an psychoedukativen Angeboten ist unter anderem durch das Fehlen von geeigneten Moderatoren verursacht. Eine erweiterte Einbeziehung der psychiatrisch Pflegenden in diese Therapie könnte zum Abbau dieses Problems beitragen.

Der Informationsbedarf von depressiv Erkrankten und ihren Angehörigen wird auch weiterhin hoch bleiben, denn die Zahl der depressiven Menschen und somit auch die der betroffenen Angehörigen nimmt weiter zu. Nicht zuletzt aufgrund des Kostendrucks im Gesundheitswesen hält der Trend zur ambulanten Behandlung psychischer Erkrankungen an und somit werden auch die Anforderungen an die Familienangehörigen weiterhin entsprechend steigen. Ob die Belastungen der Angehörigen durch die Entscheidungsträger in Politik und Gesellschaft ausreichend wahrgenommen werden und entsprechende Maßnahmen umgesetzt, bleibt fraglich.

6 Fazit und Ausblick

Während der Recherche zu dieser Arbeit und ihrer Ausarbeitung war oft schwer zu differenzieren zwischen Angehörigenarbeit bei Depressionen und allgemein psychischen Erkrankungen. Die einzelnen Autoren beschrieben die Angehörigenarbeit häufig Diagnosen übergreifend, wobei hier hauptsächlich Artikel zu den affektiven Psychosen und zu den Psychosen aus dem schizophrenen Formenkreis zu finden waren. Auch gab es im Ganzen wenige veröffentlichte Untersuchungen über die Zufriedenheit der Angehörigen mit den einzelnen Berufsgruppen, oder Behandlungssettings. Weitere Forschung wäre für die Entwicklung bedarfsgerechter Konzepte bezogen auf die unterschiedlichen Berufsgruppen wichtig. Zwischen den einzelnen Formen der depressiven Erkrankungen wurde im Hinblick auf die Angehörigenarbeit ebenfalls wenig unterschieden.

Verschiedene Veröffentlichungen über die Angehörigenarbeit bei Kindern von depressiven Menschen wurden gefunden. Eine genauere Darstellung hätte aber den Rahmen dieser Seminararbeit überstiegen. Dies könnte Thema einer weiteren Seminararbeit sein.

Die Angehörigenarbeit bezogen auf ambulante psychiatrische Pflege scheint besonders im Angloamerikanischen Raum gut beforscht zu sein. Jedenfalls lässt die Anzahl und Ausführlichkeit der gefundenen Artikel darauf schließen. In den anderen Behandlungssettings dominieren Artikel über ärztliche und psychologische Berufe. Interessant hierbei war der beschriebene Mangel an Moderatoren psychoedukativer Gruppen. Die Einbindung der psychiatrischen Fachpflege in diese Form der Therapie scheint weiterhin gering zu sein.

Hier ist ein Widerspruch zur Gewichtung dieses Themas in der Weiterbildung Psychiatrische Pflege zu erkennen, in der die Vermittlung und Bearbeitung dieser Therapieform durchaus großen Raum einnimmt.

Im Vergleich dazu werden in der dreijährigen Krankenpflegeausbildung der Beratungsaspekt beziehungsweise die Patienten und Angehörigenedukation meiner Meinung nach noch zu wenig beachtet und vermittelt. Eine stärkere Betonung dieser Ausbildungsinhalte durch die Pädagogen beziehungsweise durch ein verändertes

Curriculum ist in Anbetracht der zunehmenden edukativen Tätigkeiten Pflegender unbedingt zu empfehlen.

Die finanziellen Aspekte eines fortgesetzten Ausbaus der Angehörigenunterstützung sind als schwierig zu erachten. Im Angesicht des Sparzwanges im Gesundheitswesen bedarf es eines grundsätzlichen Perspektivenwechsels von Seiten der Budget-Verantwortlichen. Die Angehörigen als wertvolle und unterstützenswerte Ressource zu sehen, ist für eine positive Entwicklung weiterer Behandlungsmöglichkeiten von großer Bedeutung.

Um nun die bestehenden Therapieformen zur Behandlung depressiver Menschen weiterhin zu verbessern, wäre eine verstärkte Zusammenarbeit von sowohl den Professionell Helfenden als auch von den Patienten und ihren Familienangehörigen im Interesse aller Beteiligten erstrebenswert.

Literaturverzeichnis

Bruns, U. (1998). *Angehörigenarbeit in der Psychiatrie: Die therapeuteninitiierte Angehörigenselbsthilfegruppe im Rahmen eines bifokalen Therapieansatzes für schizophren Erkrankte sowie deren Angehörige ; Effekte auf die Angehörigen.* Univ., Diss.--Osnabrück, 1996. Osnabrück: Univ.-Verl. Rasch.

Dörner, K., Egetmeyer, A., & Koenning, K. (Eds.). (2014). *BALANCE Ratgeber. Freispruch der Familie: Wie Angehörige psychiatrischer Patienten sich in Gruppen von Not und Einsamkeit, von Schuld und Last freisprechen - Reprint der Ausgabe von 1982* (4., Reprint der Ausgabe von 1982). Köln: BALANCE Buch + Medien Verlag.

Falkai, P. (Ed.). (2013). *S3-Leitlinie Psychosoziale Therapien bei schweren psychischen Erkrankungen: S3-Praxisleitlinien in Psychiatrie und Psychotherapie.* Berlin, Heidelberg: Springer.

Giger-Bütler, J. (2014). *"Wir schaffen es": Leben mit dem depressiven Menschen.* Weinheim: Beltz.

Milles, H. (2007). *Familienkatastrophen - Psychische Krankheit im Familiensystem: Belastungen und Bewältigungsversuche von Partnern und Kindern psychisch kranker Menschen.* München: GRIN Verlag GmbH.

Möller, H.-J., Laux, G., Deister, A., & Braun-Scharm, H. (2009). *Psychiatrie und Psychotherapie: 241 Tabellen ; [mit Patientengesprächen auf Video-CD-ROM]* (4., vollst. überarb. und erw. Aufl. mit Video-CD-ROM). *Duale Reihe.* Stuttgart: Thieme.

Niklewski, G., & Riecke-Niklewski, R. (2010). *Depressionen überwinden: Niemals aufgeben!* (5., aktualisierte Aufl.). *Test.* Berlin: Stiftung Warentest.

Peplau, H. E. (Ed.). (1995). *Interpersonale Beziehungen in der Pflege: Ein konzeptueller Bezugsrahmen für eine psychodynamische Pflege.* Basel: Recom-Verl.

Pschyrembel, Willibald, Prof. Dr. Dr. (2014). *Pschyrembel Klinisches Wörterbuch: Mit klinisches Syndromen und Nomina Anatomica* (266. neubearb. Aufl.). Berlin: Walter de Gruyter & Co.

Rössler, W., & Lauber, C. (Eds.). (2004). *Psychiatrische Rehabilitation: Mit 90 Tabellen*. Berlin: Springer.

Sauter, D., Abderhalden, C., & al., I. N. e. (2011). *Lehrbuch Psychiatrische Pflege* (3. Aufl.). s.l.: Verlag Hans Huber.

Schädle-Deininger, H. (2010). *Fachpflege Psychiatrie* (Repr. der Ausg. 2006). Frankfurt am Main: Mabuse.

Schaub, A., & Frank, R. (2010). Sprechstunde für Kinder psychisch kranker Eltern. *Monatsschrift Kinderheilkunde*, *158*(9), 858–867. doi:10.1007/s00112-010-2192-6

Wittchen, H.-U., Jacobi, F., Klose, M., & Ryl, L. (2010). Depressive Erkrankungen: Robert Koch-Institut in Zusammenarbeit mit dem Statistischen Bundesamt. *Gesundheitsberichterstattung des Bundes*, (51).

Wolfersdorf, M. (1995). *Depression: Verstehen und bewältigen* (2., verb. Aufl.). Berlin: Springer.

Wolfersdorf, M. (Ed.). (1997). *Depressionsstationen, stationäre Depressionsbehandlung: Konzepte, Erfahrungen, Möglichkeiten heutiger Depressionsbehandlung : mit 90 Tabellen*. Berlin: Springer.

World Health Organization. (2012). *WHO | Depression*. Retrieved from http://who.int/mediacentre/factsheets/fs369/en/